LA

VARIOLE DANS LES HOPITAUX

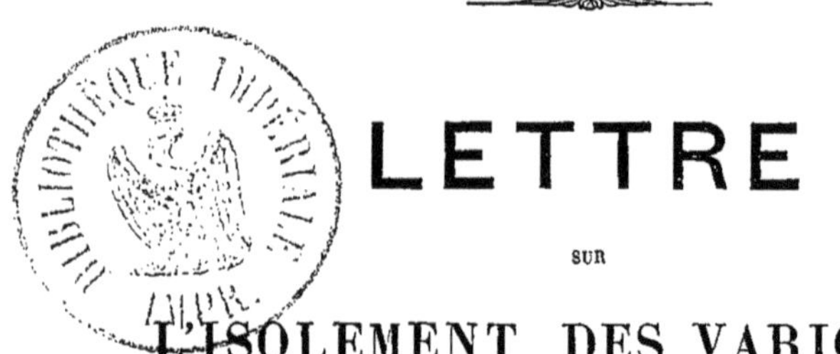

LETTRE

SUR

L'ISOLEMENT DES VARIOLEUX

adressée

A MM. les Administrateurs des Hôpitaux de Lyon

PAR

M. LE DOCTEUR BONDET

Ancien chef de clinique médicale, Médecin de l'Hôtel-Dieu,
Professeur suppléant à l'Ecole de médecine,
Président de la Société des sciences médicales de Lyon.

DÉPOT LÉGAL
Rhône
N° 1188
1865

LYON

IMPRIMERIE ET LITHOGRAPHIE DE PINIER

RUE TUPIN, 31

1865

Td 64
442

Messieurs,

Un médecin célèbre du siècle dernier, Rast fils, après avoir exposé, dans un mémoire lu en 1760 devant l'Académie des sciences de Lyon, les différents modes de contagion de la petite vérole, arrivait à cette conclusion qu'il fallait opposer à cette maladie les mêmes moyens dont on s'était servi pour arrêter la peste. Il faudrait, disait-il, qu'il y eût dans toutes les villes un hôpital où l'on transporterait tous les malades atteints de petite vérole, et d'où ils ne sortiraient qu'après la chute des croûtes.

Cette idée malheureusement, bien qu'absolument et scientifiquement vraie, basée qu'elle était sur des faits rigoureux, observés avec soin et parfaitement propres à faire ressortir toute l'importance de la contagion dans l'étiologie de la petite vérole, ne devait jamais être mise en pratique. Trop de raisons alors comme aujourd'hui s'opposaient à sa réalisation.

Sans parler de l'obligation, véritable attentat à la liberté individuelle, imposée à tout individu atteint de la petite vérole de se faire soigner dans un hôpital, les frais de construction, d'organisation spéciale, les habitudes, l'indépendance des administrations hospitalières, tout devait concourir et concourut en effet à faire abandonner un système prophylactique aussi radical.

En reprenant aujourd'hui la pensée du médecin du siècle dernier, je ne veux ni défendre ni discuter le projet en lui-même. Excellent dans le fond, je le considère comme irréalisable. Ce que je retiens de l'idée de Rast, c'est la question de l'isolement des varioleux pour l'examiner à mon tour et rechercher si cet isolement, impossible quand il s'agit de la population d'une ville, ne serait pas au contraire susceptible d'applications utiles, quand il s'agit des malades des hôpitaux. En un mot, et pour réduire la question à sa plus simple expression, est-il possible et avantageux de soigner dans des salles spéciales les malades atteints de petite vérole?

Cette mesure déjà mise en pratique dans certains hôpitaux n'existe pas encore à l'Hôtel-Dieu de Lyon, pas plus que dans les hôpitaux de Paris et dans bon nombre d'hôpitaux de province. Un nouvel examen de la question m'a donc paru nécessaire; j'espère, en la discutant avec impartialité, rallier à mon opinion la majorité des médecins, et je ne doute pas qu'éclairée par eux et par l'examen approfondi que je réclame, l'Administration de nos hôpitaux, toujours si empressée alors qu'il s'agit du bien-être de ses malades, ne prenne à cœur la réalisation d'un projet sur lequel j'appelle dès à présent toute son attention et sa sollicitude.

Avant d'aborder l'étude du projet en lui-même, qu'on me permette, pour éclairer la cause que je défends, de donner un aperçu des idées qui, à différentes époques, ont régné à ce sujet. J'emprunterai ce point historique au résumé des opinions des différents auteurs ou comités telles que je les trouve dans le grand ouvrage de M. Husson sur les hôpitaux. Il suffira, sans commentaires, pour donner une idée de la disposition des esprits et des vœux plus ou moins nettement accentués de ceux qui de tout temps se sont occupés de l'hygiène des hôpitaux. Citons d'abord Ténon qui, dans son quatrième mémoire sur l'organisation des hôpitaux, s'exprimait ainsi : « On sait qu'on n'admet point à l'Hôtel-Dieu de vénériens, de teigneux, et même de gâleux lorsque leur gâle ne complique pas une autre maladie. Mais on y trouve des variolés, des rougeolés, des gâleux lorsque leur gâle se joint à une autre maladie, des personnes atteintes de fièvre maligne ou de prison, des dyssenteries contagieuses, des hydrophobes, etc., etc.

« Il n'existe dans cette maison qu'une seule salle, celle de Saint-François, pour les maladies contagieuses, elle est destinée aux hommes varioleux (Ténon, 4e mémoire, page 194).

« Nous concluons, ajoute-t-il plus bas, qu'il existe à l'Hôtel-Dieu une multitude de malades atteints de maladies contagieuses;

« 2° Que les maladies contagieuses non-seulement se multiplient à l'Hôtel-Dieu par cette communication entre malades, mais qu'elles en sortent et se répandent au dehors ;

« 3° Qu'il est nécessaire d'ouvrir dans les nouveaux hôpitaux des salles pour les maladies contagieuses. »

Après Ténon, les commissaires de l'Académie des sciences, dans leur mémoire du 22 novembre 1786, pour la reconstruction de l'Hôtel-Dieu, disaient :

« Un des plus grands inconvénients, et une des causes les plus graves de l'insalubrité de l'Hôtel-Dieu, c'est le mélange dans une même maison, souvent dans les mêmes salles, des maladies contagieuses avec celles qui ne le sont pas ; et cependant on a toujours regardé comme un principe de police et d'administration de séparer de la société ceux que la contagion avait infectés. » Partant de ce principe, la commission constate que l'Hôtel-Dieu reçoit presque toutes les maladies contagieuses et les concentre dans des conditions telles, qu'elles deviennent un danger personnel pour les habitants de la ville aussi bien que pour les malades.

Quatre ans après ce rapport, Larochefoucauld-Liancourt signalait à son tour avec non moins d'énergie, comme l'un des abus les plus criants de l'Hôtel-Dieu, cette habitude de confondre les maladies contagieuses avec celles qui ne le sont pas (*Rapport* fait au nom du comité de mendicité).

Quelques années plus tard on lisait dans l'arrêté du Conseil général des hospices du 6 frimaire an X : « A ces hôpitaux spéciaux (gâleux, vénériens, femmes en couches) il en est ajouté deux autres, l'un pour les enfants des deux sexes âgés de moins de quinze ans, l'autre pour le traitement de la petite vérole, et la pratique des méthodes qui en préservent. »

L'arrêté du 4 ventôse, relatif au service de santé, portait : « Il y aura des salles séparées pour les maladies susceptibles de se propager par communication et pour les convalescents (art. 50 et 110). Dans les cas de maladies contagieuses les officiers de santé veilleront à ce que les malades qui en seront atteints soient séparés des autres avec soin. » Un autre arrêté, celui du 22 février 1815, relègue dans un même établissement tous les malades atteints de la petite vérole.

Ces mêmes inconvénients, résultant du mélange des maladies contagieuses avec les autres maladies, signalés plus tard par le comte de Pastoret, furent blâmés et flétris avec non moins d'énergie dans les rapports des Commissions médicales de 1833, 1835 et 1839. En 1835, la commission s'exprimait ainsi : « Nous faisions sentir en 1833 l'utilité qu'il y aurait à consacrer à l'hôpital de la Pitié un local particulier aux malades atteints de la variole, et déjà il a été fait droit à cette demande. Aujourd'hui, pour les enfants rien de semblable encore n'a été fait, les mêmes salles reçoivent tous les malades quelle que soit la nature de leur maladie. Aussi la variole, la rougeole, la scarlatine, sont-elles endémiques dans cet hôpital. On y est continuellement affligé par la vue d'enfants qui ayant été admis pour des maladies peu graves contractent l'une ou l'autre et quelquefois successivement plusieurs fièvres éruptives auxquelles ils finissent par succomber. »

Le rapport de la Commission médicale de 1839, résumant l'opinion des Commissions précédentes décrivait à son tour, les effets désastreux de la contagion des affections aiguës de l'enfance :

« En 1835, disait ce rapport, la Commission médicale nous donnait un renseignement non moins important. Elle disait, que faute de salles destinées à isoler les maladies contagieuses, l'hôpital des enfants offrait chaque jour le spectacle d'enfants qui, entrés pour la plupart pour une maladie légère, venaient y chercher, non la guérison, mais la mort. Elle exposait ensuite que dans une période de six mois, depuis le 1er octobre 1833 jusqu'au 1er avril 1834, on avait observé dans l'hôpital 155 fièvres éruptives ; que sur 155 cas, 88, c'est-à-dire plus des trois cinquièmes avaient été contractées dans l'hôpital ; que sur ces 88 malades, 52 avaient succombé, tandis qu'on n'en avait perdu que 21 sur les 77 autres venus du dehors.

« En résumé, ajoutaient nos confrères, plus du cinquième de la mortalité à l'hôpital des enfants est due à cette cause que l'administration peut facilement détruire. Cette cause, ajoutaient-ils, existe encore en 1839, avec ses funestes conséquences. Nous devons ajouter, car telle est notre conviction, que vous seriez aussi affligés que surpris si nous déroulions devant vous le tableau des maladies contagieuses, ou non contagieuses, contractées dans les hôpitaux ; et cependant, c'est au milieu de conditions qui donnent naissance à tant de maladies, que nos malades doivent guérir ! »

Ce langage que tenait la Commission médicale de 1839, nous serions, nous aussi, en droit de le tenir aujourd'hui.

L'Hôtel-Dieu de Lyon est en 1864 ce qu'était en 1839 et ce que sont encore la plupart des hôpitaux de Paris. A Lyon, comme à Paris, les malades des hôpitaux continuent à être exposés à tous les hasards, à toutes les chances de contagion.

On parle beaucoup, on discute toujours, mais on n'agit pas. Aussi qu'est-il arrivé ? Après les observations faites par les hommes spéciaux, après les critiques des hygiénistes de toutes les époques, après les rapports des Commissions, rapports toujours aussi régulièrement demandés et consciencieusement rédigés que rarement écoutés, l'opinion publique s'est émue à son tour. Les plaintes que nous entendions souvent timidement et isolément formulées, les murmures qui parfois s'élevaient parmi quelques malades de nos salles, alors que des faits de contagion se manifestaient autour d'eux, viennent d'éclater et de se reproduire au grand jour parmi les malades de l'hôpital Saint-Louis, à Paris.

Justement affligés des cas de petite vérole qui à chaque instant se déclaraient parmi eux, ils ont adressé au Sénat une pétition demandant l'isolement des varioleux dans des salles spéciales.

L'Administration des hôpitaux de Paris a bien voulu cette fois écouter cette trop juste plainte, et au moment où j'écris ces lignes, j'apprends que le savant et zélé directeur de l'assistance publique, M. Husson, vient d'appeler l'attention des médecins et des chirurgiens des hôpitaux sur cette importante question.

Est-il nécessaire, a demandé M. Husson, de traiter dans des salles à part les malades atteints de maladies contagieuses, telles que les fièvres éruptives ?

Bien que le cadre que je me suis tracé n'embrasse qu'une partie de la question, puisque je ne veux m'occuper que de ce qui est relatif à la variole, il est facile d'y faire rentrer les autres fièvres éruptives contagieuses ; ce qui est vrai pour l'une, le sera pour les autres. Si je réduis ainsi l'examen de la question, c'est que c'est la variole qui, dans les salles de l'Hôtel-Dieu de Lyon, m'a fourni les exemples de contagion les plus fréquents et les plus graves, et que c'est pour cette maladie surtout, que je considère comme urgente la réforme que je réclame.

Depuis 14 ans que je fréquente les hôpitaux, bien des fois j'ai été douloureusement frappé par le spectacle de malades entrés pour des maladies bénignes, ou convalescents de maladies graves, et qui succombaient emportés par le fait de varioles contractées dans nos salles. En consultant des notes recueillies à ce sujet en 1858 et 1859, je trouve dix cas de mort qui ont lieu sous mes yeux dans l'espace de ces deux années seulement ; de ces dix individus, le plus âgé n'avait pas 30 ans.

*

Depuis lors mon attention distraite, ou plutôt détournée par ce que j'avais entendu dire des inconvénients de l'accumulation des varioleux dans une même salle, ne s'était arrêtée que légèrement sur ces faits ; javais même cessé de les recueillir. Ce n'est qu'en observant de nouveaux exemples de ces regrettables accidents, et en réfléchissant plus attentivement sur de prétendus dangers démentis chaque jour par l'organisation actuelle des hôpitaux militaires, que je résolus de reprendre une question un instant abandonnée.

Autrefois, en effet, ces tristes résultats d'une mauvaise installation des malades dans les salles des hôpitaux, existaient pour les hôpitaux militaires, comme pour les hôpitaux civils. Grâce aux soins de l'administration de la guerre, cet abus a disparu aujourd'hui de presque tous les grands établissements hospitaliers de l'armée. Dans la plupart de ces hôpitaux, les varioleux sont soignés dans des salles à part, et pour le dire en passant, je ne sache pas que la mortalité soit plus grande parmi les varioleux soignés dans ces salles spéciales, qu'elle ne l'était autrefois parmi les varioleux disséminés dans les divers services. Ce que je sais seulement, c'est que grâce à cette mesure, grâce aussi aux revaccinations pratiquées dans l'armée sur une vaste échelle, les faits de petite vérole y sont infiniment plus rares aujourd'hui qu'autrefois.

Ce que je sais aussi, c'est qu'à l'Hôtel-Dieu de Lyon, ainsi que dans la plupart des hôpitaux où les varioleux se trouvent encore confondus avec les autres malades, les faits de contagion continuent et continueront, tant que durera cet état de choses, à être fréquents.

Pour ne parler que de ce que j'ai vu ; dans une période de cinq mois, depuis que mon attention s'est de nouveau portée sur cette question, j'ai pu compter, dans trois services de l'Hôtel-Dieu seulement, jusqu'à trente-quatre cas de variole ou varioloïde bien authentiques contractés dans les salles. Ces trente-quatre cas se répartissent ainsi : treize à Saint-Maurice, dans une salle de trente-six malades ; un à Saint-Charles, chez une jeune fille entrée pour une ulcération simple du col de l'utérus, et qui en quarante-huit heures a succombé à une variole hémorrhagique; dix dans le service de M. Delore, à Saint-Sacerdos, sur quatre-vingt-dix malades, et onze dans le service de M. Ollier.

Ces trente-quatre cas de contagion n'ont pas été choisis à dessein dans les services plus particulièrement frappés, ils sont pris au hasard, peut-être même d'une manière défavorable pour la thèse que je défends, parce que parmi les services qui me les ont fournis se trouvent deux services de chirurgie.

J'en ai trouvé neuf relatés dans un mémoire de M. Schaak, sur des faits de contagion de petite vérole développée au commencement de cette année, dans la salle Saint-Sacerdos ; onze m'ont été fournis par l'un des secrétaires de M. Ollier, M. Grabinski, et les quatorze autres sont des observations prises dans mon service.

Si j'ai dû me borner à une statistique aussi restreinte, c'est que je n'ai voulu parler que de ce que j'avais vu, ou de ce qui était écrit ; j'aurais pu la grossir facilement, en faisant appel au souvenir de mes collègues : j'ai craint, en agissant ainsi, de m'éloigner de la vérité.

Le personnel des malades de l'Hôtel-Dieu qui m'a fourni ce chiffre de trente-quatre cas de contagion, peut s'élever à deux cent cinquante, soit le quart à peu près des malades qui forment la population habituelle de cet hôpital, soit soixante-huit pour dix mois, quatre-vingt-deux pour un an, pour ce quart seulement; et pour le total des malades de l'Hôtel-Dieu, trois cent vingt-huit.

En fixant à trois cents le chiffre des malades qui, dans le courant de l'année, contractent la petite vérole dans les salles de cet hôpital, je ne crois pas m'éloigner beaucoup de la vérité. Il est bien entendu que, sous le nom de petite vérole, je comprends les cas de petite vérole modifiés par le vaccin ou varioloïde. Cette réserve faite, je ne crains pas de dire que chaque année, par le fait d'une mauvaise organisation facile à faire disparaître, trois cents individus sont exposés à l'Hôtel-Dieu de Lyon à mourir, à être défigurés ou à voir des maladies simples se compliquer, et quelquefois s'aggraver au point de devenir mortelles.

Quelle est la mortalité, relativement à ce chiffre de trois cents? et dans quelles proportions s'élève-t-elle au-dessus de celle qui sévit sur les varioles apportées du dehors. Nous avons vu dans le rapport de la commission médicale de 1836, que sur quatre-vingt-huit malades ayant contracté dans les salles des maladies contagieuses, cinquante-deux avaient succombé, tandis que la mortalité n'avait été que de vingt-un sur soixante-dix-sept cas venus du dehors; il est probable que nous retrouverions ici la même différence ; toutefois, faute d'éléments de statistique assez précis, je dois m'abstenir. Ce que je tiens à faire remarquer seulement, c'est cette énorme différence dans la mortalité des fièvres éruptives, suivant que la maladie a été apportée du dehors ou contractée à l'hôpital.

Il y a dans cette différence un argument des plus sérieux contre les habitudes actuelles. Pour arriver à donner à cet argument toute sa valeur, il faudrait pouvoir préciser les cas de mort par petite vérole contractée à l'hôpital, relativement au chiffre total des cas de contagion. Il suffirait pour combler cette lacune d'indiquer, à l'avenir, sur chaque billet de sortie des malades qui auront contracté la variole à l'hôpital, le nom de cette maladie à côté de celui de la maladie pour laquelle ils ont été soignés, et sur le bulletin de décès de chaque varioleux si la maladie a été contractée à l'hôpital ou apportée dans la salle. En comparant ce chiffre avec celui des malades qui, dans le courant d'une année, auront contracté la petite vérole, il sera facile d'établir la part qui, sur les tables de mortalité, revient à ce vice d'organisation.

Je dois ajouter que ce serait mal comprendre la portée des objections que j'adresse à l'organisation actuelle de nos salles de malades, et que ce serait n'envisager qu'un des côtés les moins graves peut-être de cette organisation, que de ne considérer ces dangers qu'au point de vue de la mortalité.

S'il est incontestable, en effet, que chaque année l'installation mal entendue des maladies contagieuses vient grossir le nécrologue de nos hôpitaux, il n'est pas moins certain que son influence pèse d'une façon déplorable sur la moyenne de séjour d'un certain nombre de malades, dans les hôpitaux. Que la sortie de ces malades soit retardée par une petite vérole survenue dans la convalescence d'une maladie, ou que la maladie pour laquelle ils sont entrés à l'hôpital soit aggravée et prolongée par cette maladie intercurrente, la conséquence inévitable sera toujours la prolongation du séjour du malade à l'hôpital, et tout le monde y perdra.

Mais je vais plus loin, et je dis, qu'indépendamment de ces reproches, il en est un plus grave encore que j'adresse au système actuel.

S'il est triste de voir des malades succomber à des maladies contractées dans nos salles, par le fait d'une mauvaise installation de ces salles ; s'il est regrettable de songer que des maladies simples ou en voie d'amélioration peuvent s'aggraver tout à coup, par suite d'accidents et de complications dus à cette installation vicieuse ; si enfin il est pénible de penser que par le fait d'une cause facile à faire disparaître la moyenne du séjour d'un certain nombre de malades se trouve notablement augmentée, il est plus déplorable encore d'envisager les funestes conséquences d'un pareil état de choses, sur la propagation d'une des maladies les plus hideuses qu'il soit donné à l'homme d'observer, la petite vérole.

Les commissaires de l'Académie des sciences, dans leur rapport de 1786, reprochaient à l'Hôtel-Dieu de Paris de recevoir presque toutes les maladies contagieuses, et de les concentrer dans des conditions telles, qu'elles devenaient un danger permanent, non-seulement pour les malades de cet hôpital, mais encore pour les habitants de la ville. C'est ce dernier reproche que j'adresse aujourd'hui encore à notre système d'installation, c'est ce danger que je veux surtout rappeler. Eh bien, contre ce danger qu'a-t-on fait?

Pour arrêter la peste, on a formé des cordons sanitaires : au typhus, à la fièvre jaune, on a opposé les lazarets et les quarantaines ; contre les maladies contagieuses et spécialement contre la petite vérole, maladie contagieuse s'il en fut, que fait-on? Au lieu d'isoler ses victimes, de leur fermer les portes des grandes agglomérations, on les reçoit et on les soigne dans des établissements publics qu'on transforme ainsi en de vastes foyers d'infection.

Je viens de parler des graves inconvénients qui résultent de cet état de choses pour les malades, pendant leur séjour à l'hôpital; mais, indépendamment de ceux qui contractent la petite vérole dans ces conditions, il en existe un nombre certainement plus considérable qui, sortant de l'hôpital, guéris en réalité de l'affection pour laquelle ils y étaient entrés, et bien portants en apparence, s'en vont infectés cependant par le virus variolique. Ce virus à l'état d'incubation au moment de leur sortie, n'éclatera, il est vrai, que quelques jours plus tard; ils n'en auront pas moins été infectés pendant et grâce à leur séjour à l'hôpital. Il m'est arrivé maintes fois de rencontrer en ville, ou de voir rentrer dans nos salles, des malades varioleux qui dix ou quinze jours auparavant avaient fait un séjour à l'Hôtel-Dieu, qu'ils avaient quitté en réalité guéris mais contagionnés.

Les faits de ce genre sont pour le moins aussi fréquents que ceux de la première catégorie. La statistique suivante que j'emprunte au rapport de 1861, de M. Laborie, médecin de l'asile impérial de Vincennes, et qu'il était impossible d'obtenir à Lyon, où nous sommes à attendre encore un hospice de convalescents, va montrer ce rapport exact.

Nous ne saurions laisser passer l'occasion, dit M. Laborie, de nous élever de toutes nos forces contre le déplorable usage de laisser les varioleux dans les salles communes. Une maladie aussi redoutable, aussi transmissible, devrait être mise en quarantaine, et nous sommes toujours péniblement affectés en voyant parmi les convalescents varioleux qui nous arrivent, souvent défigurés, quelquefois infirmes, des malades qui étaient entrés à l'hôpital pour y être traités d'une autre affection.

Une partie de ces cas d'affection varioleuse ne se manifeste qu'après la sortie des malades des hôpitaux, et la statistique des asiles de convalescence de Vincennes et du Vésinet nous donne à cet égard de précieux renseignements.

En ne prenant pour base de calculs que le nombre de malades ayant eu l'éruption varioloïde pendant les quatorze jours qui ont suivi leur sortie des hôpitaux, sur 128 varioleux observés à l'asile de Vincennes, de 1861 à 1864, pendant trois années, 100 ont contracté la maladie dans les quatorze jours qui ont suivi leur sortie de l'hôpital, ce qui, comparé au chiffre total, donne un rapport de 78,90 pour 100. A l'asile du Vésinet, M. Guionix, en faisant le même calcul, a noté une proportion plus considérable, qu'il évalue à 90 pour cent. En somme, 195 malades sortis convalescents des hôpitaux, entrés dans les deux asiles précités, pendant les années 1861-62 et 63, ont eu la variole qu'ils avaient contractée à l'hôpital. Le rapport des malades sortis des hôpitaux à ceux admis en convalescence, étant de 6,32 à 1, on peut raisonnablement admettre que 195 × 6,32, c'est-à-dire, 1,232 malades sont devenus varioleux après être sortis de l'hôpital, et y avaient contracté la variole.

Ces évaluations numériques prouvent mieux que toutes les assertions, la nécessité de la séparation des varioleux dans les hôpitaux, et cependant elles ne démontrent, je l'ai dit tout à l'heure, qu'un des points peut-être le moins grave, quoique le plus apparent, de la mauvaise installation des malades de nos hôpitaux. A côté des malades qu'on voit retenus dans les salles par la petite vérole qu'ils y ont contractée, à côté de ceux qui voient la maladie dont ils ont emporté le germe, n'éclater que quelques jours après leur sortie, il ne faut pas oublier de placer le nombre certainement plus considérable de ceux qui dans de simples visites dans nos hôpitaux viennent se contagionner à ces foyers empestés.

La Charité qui a créé les hôpitaux, et qui chaque jour encore y appelle les pauvres malades, a voulu laisser à ceux qui se confient à elle, quelque chose au moins qui pût leur rappeler la joie et les tendresses du foyer. A certains jours de la semaine, ces asiles de la souffrance reçoivent en toute liberté, pendant un certain nombre d'heures, tous ceux qui veulent y pénétrer. Amis ou parents, chacun peut voir et approcher les malades, et leur apporter ainsi avec les consolations et les encouragements de l'amitié, quelques-unes des jouissances de la famille. A ces visiteurs aussi il est dû quelque chose, et en demandant pour eux la même sécurité que je réclamais tout à l'heure pour les malades, je crois rester dans les limites les plus étroites de leurs droits, et des devoirs de toute administration hospitalière. Eh bien ! je le déclare hautement : avec le système actuel d'installation, cette sécurité est impossible, tant que les maladies contagieuses continueront à être confondues dans les mêmes salles avec celles qui ne le sont pas; les mêmes causes de contagion, quoique à des degrés différents, existeront pour les malades qui habitent les salles, comme pour ceux qui n'y pénètrent qu'à de rares intervalles.

Je suis donc en droit d'affirmer et de dire que, tant que les administrations hospitalières ne mettront pas en pratique ce principe de police sanitaire dont parlaient les commissaires de l'Académie des sciences dans leur rapport de 1786, et qui veut que l'on sépare de la société tout individu frappé par la contagion, l'œuvre si éminemment charitable qu'ils dirigent restera entachée, je ne dis pas seulement d'une imperfection, mais d'un vice d'organisation tel, que les maux les plus graves peuvent en résulter. En dehors des cas de contagion qui éclatent à l'hôpital, et pour ne parler que de la petite vérole, je puis affirmer, ainsi que je le disais déjà tout à l'heure, que parmi les cas qu'il m'a été donné d'observer, soit en ville, soit parmi les malades qui viennent à l'hôpital se faire soigner de la petite vérole, souvent, très-souvent, j'ai appris d'eux que 8, 10, 15 ou 20 jours avant le début de leur maladie, ils avaient fait soit un séjour, soit une visite à l'hôpital.

Chaque fois qu'un malade se présente à moi atteint de variole, je ne manque jamais de l'interroger à ce sujet. Sans pouvoir préciser de chiffre exact, je puis affirmer que très-souvent j'ai constaté cette visite faite à l'hôpital pendant les quinze derniers jours qui ont précédé l'éruption variolique.

Il serait superflu de rapporter ici tous les faits dont j'ai été témoin. Quelques exemples sont pourtant nécessaires pour donner une idée de la gravité d'un fait de contagion isolé d'abord, et de la puissance contagionnante à laquelle il peut atteindre.

Simples en apparence et à un examen superficiel, ces faits de contagion par le virus varioleux arrivent si souvent en se multipliant dans la sphère dans laquelle se trouvent vivre les individus qui ont été atteints, qu'en peu de temps, si l'on veut les suivre avec quelque attention, l'on voit se développer autour d'eux de véritables épidémies varioleuses.

L'année dernière, un étudiant en médecine arrive à Lyon et vient à l'hôpital suivre les visites de l'Hôtel-Dieu ; quinze jours après son arrivée, survient une varioloïde. Soigné chez lui par plusieurs de ses camarades, quatre d'entre eux sont successivement atteints. Parmi les personnes qui donnèrent leurs soins à ces nouveaux malades, combien reçurent d'eux la maladie ? je l'ignore. Ce qu'il y a de certain, c'est que pour un cas de petite vérole contractée à l'hôpital, il s'en est suivi une véritable épidémie, sans qu'on puisse dire où se sont arrêtés les cas de contagion.

Autre fait. Je fus appelé l'année dernière à donner des soins dans une famille à une jeune fille choréique ; il y avait cinq enfants, la mère me raconta que quatre d'entre eux venaient d'avoir la petite vérole, voici dans quelles circonstances. Cette femme étant allée un jour avec le plus jeune de ses enfants, non vacciné, faire une visite à l'hôpital, celui-ci fut pris de la petite vérole quelques jours après, et communiqua à ses frères ou sœurs vaccinés, cette même maladie ; sur cinq enfants, quatre furent atteints.

Il y a quatre ans je me souviens avoir vu trois personnes atteintes dans une famille, où une petite vérole contractée dans ces conditions avait été apportée par une blanchisseuse ; deux d'entre elles succombèrent, l'une non vaccinée à la variole même, l'autre à une tuberculation développée à la suite de la variole.

Il me serait facile de multiplier ici les faits analogues, et de montrer à côté d'un cas isolé d'abord, et contracté dans ces foyers toujours ouverts, tels que l'Hôtel-Dieu, cette prolifération des germes infectieux, qui, en se transmettant par une multiplication incessante d'individu à individu, ou à plusieurs personnes à la fois, constituent de véritables épidémies. Ceux que je viens de citer suffiront, je l'espère, pour appuyer une vérité dont la portée dans l'espèce n'échappera à personne, et qui emprunte toute sa valeur aux notions les plus élémentaires des principes de la contagion.

C'est fort de ces principes que je puis rappeler, pour l'appliquer à l'Hôtel-Dieu de Lyon, cette parole de Ténon, que non-seulement les maladies contagieuses tant qu'elles resteront confondues dans les mêmes salles avec les autres maladies, se multiplieront dans les hôpitaux ; mais qu'elles en sortiront pour se répandre et se multiplier au dehors.

C'est là, je l'ai dit et je tiens à le redire encore, un des plus graves reproches que l'on puisse faire au système actuel d'installation de nos salles de malades. Pour ce qui concerne la petite vérole spécialement, je suis convaincu que l'hôpital est un des foyers d'où émane la majeure partie des cas de variole que nous observons chaque année.

En dehors de certaines conditions que je ne puis définir parce que je ne les connais pas, mais qui, j'en suis sûr, ne doivent se montrer, si toutefois elles existent, qu'à de rares intervalles, je crois peu à la spontanéité de la variole.

Comme la syphilis, comme la peste, la fièvre jaune ou le typhus, la variole n'est pas une maladie de nos pays ; elle y a été apportée, et si elle y reste, c'est par la rénovation incessante de son virus ou de ses germes par la contagion.

Tant qu'on ne cherchera pas à restreindre ou à détruire ces foyers de contagion, tant qu'ils resteront ouverts à une population confiante et ignorante du danger auquel elle s'expose, la variole restera. Et la vaccine, dira-t-on ! Eh bien ! malgré la vaccine, elle restera encore, et malgré la vaccine elle se multipliera, parce que la vaccine ne préserve pas toujours, et que souvent ses effets ne sont que temporaires.

L'isolement des varioleux, les revaccinations, voilà les vrais, les seuls moyens d'arriver à l'extinction de cette épouvantable et dégoûtante maladie. Je me suis expliqué en commençant sur les difficultés de cet isolement appliqué indistinctement à tous les individus, ce que je veux et ce que je réclame seulement en ce moment, c'est l'isolement des varioleux dans les hôpitaux.

Pour appuyer cette réclamation, je me base sur les droits

des malades, sur l'intérêt et les devoirs des administrations hospitalières, et surtout sur l'un des mobiles les plus élevés des principes et des lois de notre hygiène social, la prophylaxie.

On a fait, je le sais, de graves reproches aux salles spéciales de varioleux, et le plus grave sans contredit, portant sur les dangers, plus imaginaires peut-être que réels, qui devaient résulter, a-t-on dit, de cette agglomération de maladies de nature putride et presque pestilentielle et surtout contagieuse, mérite d'être examiné.

J'ai hâte de le dire d'abord : à l'appui de ces idées et de ces craintes, on ne peut citer aucun fait, et l'exemple de ce qui se passe dans les hôpitaux militaires, semble au contraire leur donner un démenti formel.

Je l'ai dit tout à l'heure, on ne meurt pas plus de la petite vérole aujourd'hui, dans ces hôpitaux où il y a des salles spéciales pour les varioleux, qu'on n'en mourait autrefois, alors que ces malades étaient disséminés dans les divers services de médecine.

On peut se demander du reste, en se plaçant à un point de vue purement théorique, pourquoi cette mortalité serait plus grande dans les salles spéciales que dans les salles ordinaires ?

Est-ce que le jour où les malades entreront dans les salles spéciales avec une éruption de variole ou de varioloïde commençante, la maladie n'aura pas atteint toute son apogée, ou si l'on veut, toute sa force virulente? A-t-on jamais vu une variole à la période d'éruption se doubler d'une seconde infection? Pour que cela fût possible, il ne faudrait rien moins que renverser tout ce que l'on connaît des lois de la contagion ; car il faudrait supposer qu'à peu de jours d'intervalle, l'économie peut recevoir une double infection.

Vaccinez donc et revaccinez un enfant alors que les pustules d'une première inoculation vaccinale commencent à paraître ; je vous le demande, doublerez-vous la force de la vaccine? Non, certainement. Quels dangers restent donc et peuvent être imputés à cette agglomération, dans un même milieu, de malades atteints d'une même maladie virulente ?

Est-ce l'empoisonnement septique ou putride, comme vous voudrez l'appeler? mais cet empoisonnement n'existera dans vos salles que si vous le voulez bien. Aérez, ventilez d'une manière suffisante, donnez avec l'air l'espace à ces malades, le soleil si c'est possible, et vous n'aurez rien à craindre de cette espèce d'intoxication qu'on semble tant redouter.

L'air, a dit Rhazès, et Sydenham l'a répété après lui, et tous ceux qui ont écrit depuis sur cette maladie, l'ont redit avec ces deux grandes autorités, l'air est le premier remède de la petite vérole. Vous l'aurez ce remède, tant que vous voudrez, en aussi grande abondance que vous pouvez le désirer, avec les salles spéciales ; et j'ai soin d'ajouter : vous l'aurez avec ces salles seulement ; car, avec l'organisation actuelle, forcément il vous fera défaut.

Comment donner de l'air à un varioleux alors que vous avez couché à ses côtés un pneumonique, un rhumatisant, un phthisique ou un simple catarrheux? Cela est impossible ; aussi qu'arrive-t-il? C'est que chaque jour, chez les varioleux que nous sommes obligés de soigner dans les services ordinaires des hôpitaux, nous voyons éclater une série d'accidents, tels que chute des croûtes longue et difficile, furoncles et abcès secondaires, infections putrides ou purulentes : tous accidents extrêmement rares dans la pratique de la ville, et qui pour moi sont certainement la conséquence du défaut d'aération.

Avec les salles spéciales, j'en suis convaincu, non-seulement les varioles ne seraient pas plus graves qu'elles ne le sont aujourd'hui dans les salles communes, mais encore il serait possible d'éviter plus sûrement ces complications qui toujours, ou presque toujours, entravent ou retardent la convalescence des varioleux de nos hôpitaux.

S'il m'était permis de donner un avis sur l'aménagement de ces salles, à supposer que l'Administration des hôpitaux ne voulût pas se décider à faire pour les varioleux ce qu'elle a fait pour les syphilitiques et les gâleux, c'est-à-dire un hôpital spécial, je voudrais que le maximum des cas de variole étant fixé d'abord pour un temps donné, il y eût dans chaque hôpital deux salles spéciales, l'une pour les femmes, l'autre pour les hommes varioleux. Ces salles, placées autant que possible dans les étages supérieurs des bâtiments, afin que les émanations puissent s'en exhaler plus facilement et sans inconvénients pour les salles voisines, devraient être placées à côté l'une de l'autre, et construites dans les conditions d'aération et de ventilation dont j'ai parlé tout à l'heure. En prenant pour maximum des cas de variole dans un temps donné le chiffre de 40, deux salles de 20 à 30 lits chacune seraient suffisantes. Entre chaque lit qui serait sans rideau, il y aurait un espace double ou triple de celui qui existe habituellement. Toute communication avec ces deux salles devrait être rigoureusement interdite; les malades qu'elles contiendraient ne pourraient, sous aucun prétexte, en sortir pour se mêler aux autres malades dans les cours, corridors ou promenoirs. Chaque malade au moment de sa sortie serait envoyé au bain, et des baignoires spéciales seraient affectées au service des varioleux.

Voilà ce qu'il serait possible de faire d'abord, tout cela sans grands frais, sauf à mieux faire ensuite, c'est-à-dire à créer des bâtiments spéciaux dans chaque hôpital, ou mieux encore des hôpitaux spéciaux pour les varioleux. A Lyon, par exemple, pourquoi ne transporterait-on pas tous les varioleux dans un de ces grands bâtiments isolés de l'Antiquaille, destinés aujourd'hui aux aliénés, et qui sont appelés à devenir vacants par suite de la construction de l'asile du Perron ?

L'on isole la syphilis, et l'on garde et réchauffe la variole : singulier contraste et singulière prédilection ! De ces deux maladies, l'une vaut l'autre : si la syphilis tue la race, la variole tue l'individu ; fermez la syphilis, mais de grâce isolez la variole.

Le Danemarck, la Russie, l'Angleterre, l'Italie ont leurs hôpitaux spéciaux pour les varioleux ; pourquoi la France n'aurait-elle pas les siens ? Pourquoi Lyon, cette terre classique de la charité chrétienne, ne marcherait-elle pas au premier rang aussi de la charité éclairée et intelligente ? Aujourd'hui que le progrès est partout, il le faut dans le bien, comme il existe déjà dans les arts et l'industrie. Quant au secret pour y arriver, c'est à la science, c'est aux hommes spéciaux qu'il faut le demander. Qu'on leur laisse plus d'initiative, qu'on provoque leurs travaux en faisant plus souvent appel à leurs connaissances et à leur expérience, et la charité aussi se perfectionnera. La charité doublée de la science, voilà l'idéal, voilà la source sans contredit la plus féconde du progrès dans le bien.

Soyons charitables, Messieurs, soyons philanthropes, mais que notre charité et notre philanthropie mal entendues, ne deviennent jamais une cause de fléau et de mort pour les populations !

BIBLIOTHÈQUE ... IMPR.

Lyon. Imp. de Pinier, rue Tupin, 31.

www.ingramcontent.com/pod-product-compliance
Ingram Content Group UK Ltd.
Pitfield, Milton Keynes, MK11 3LW, UK
UKHW020453220726
13923UKWH00006B/2518

9 782016 155967